Fatma Khalsi

Malformações broncopulmonares em crianças

Fatma Khalsi

Malformações broncopulmonares em crianças

ScienciaScripts

Imprint

Cover image: www.ingimage.com

This book is a translation from the original published under ISBN 978-620-6-71384-5.

Publisher:
Sciencia Scripts
is a trademark of
Dodo Books Indian Ocean Ltd. and OmniScriptum S.R.L publishing group

120 High Road, East Finchley, London, N2 9ED, United Kingdom
Str. Armeneasca 28/1, office 1, Chisinau MD-2012, Republic of Moldova, Europe
Printed at: see last page
ISBN: 978-620-7-68804-3

ÍNDICE

Introdução

As malformações pulmonares congénitas são raras (1) e constituem um grupo muito variado que engloba anomalias ligadas ao desenvolvimento da árvore traqueobrônquica.

São secundárias a uma anomalia no desenvolvimento embrionário dos pulmões e formam-se entre as 6 e as 17 semanas de amenorreia.

Têm a mesma origem embriológica; no entanto, a sua apresentação clínica, histologia e tratamento diferem de uma malformação para outra.

Estas malformações são descobertas na infância durante um episódio infecioso ou uma dificuldade respiratória.

A sua frequência global é difícil de determinar, uma vez que podem permanecer assintomáticos até à adolescência.(1).

Na Tunísia, poucos estudos se debruçaram sobre os MBP.

De acordo com a literatura, as mais comuns são as malformações quísticas adenomatóides

(MAKP), hipoplasia pulmonar, quistos broncogénicos (KB) e enfisema lobar gigante (GLE)(1)

O diagnóstico precoce é desejável graças à ecografia morfológica, o que torna possível o tratamento neonatal.

A imagiologia (radiografia do tórax, tomografia computorizada, ecografia torácica, ressonância magnética, etc.) é indispensável para confirmar o diagnóstico.

É necessária uma gestão multidisciplinar para obter um diagnóstico preciso e adotar a melhor estratégia de tratamento, baseada essencialmente na cirurgia.

I. Recordação do desenvolvimento da árvore respiratória

I.1 Fases e fisiologia do desenvolvimento traqueobroncopulmonar :

I.1.1 Fases do desenvolvimento pulmonar :

Por volta dos dias 24 a 26, o trato digestivo primitivo (intestino primitivo) duplica-se e produz um divertículo longitudinal na sua superfície anterior: o divertículo respiratório.

Forma-se então o septo esófago-traqueal. A traqueia, assim separada do esófago, divide-sc cm 5 SA: 23 gerações de divisões dicotómicas.

Estes botões, acompanhados de um componente mesodérmico, desenvolvem-se na cavidade celómica (futuras cavidades pleurais). As artérias pulmonares, originárias do sexto arco aórtico, estão localizadas no mesênquima que envolve o contorno epitelial; elas acompanham o desenvolvimento dos dutos de ar.

O desenvolvimento do pulmão ocorre em cinco fases morfológicas e funcionais distintas.

Diferentes fases de desenvolvimento dos pulmões

Stade	Période	Évènements
Embryonnaire	0-7 semaines	Émergence du bourgeon pulmonaire Premières ramifications bronchiques Acquisition de l'asymétrie droite-gauche Naissance des gros vaisseaux (artère et veine pulmonaires)
Pseudoglandulaire	8-16 semaines	Formation de l'arbre bronchique par segmentations successives Développement parallèle de l'arbre vasculaire
Canaliculaire	16-27 semaines	Formation des acini, dernières divisions terminales Différenciation des épithéliums proximal et distal Différenciation des pneumocytes I et II Amincissement du parenchyme Formation d'une barrière « primitive » d'échanges
Sacculaire	28-25 semaines	Formation des saccules, expansion des espaces aériens Accumulation des inclusions lamellaires Capillaires au contact de la membrane basale
Alvéolaire	Terme à 3 ans	Formation des alvéoles par septalisation secondaire Fusion des capillaires, passage à un seul système capillaire Amincissement ultime de la barrière d'échange

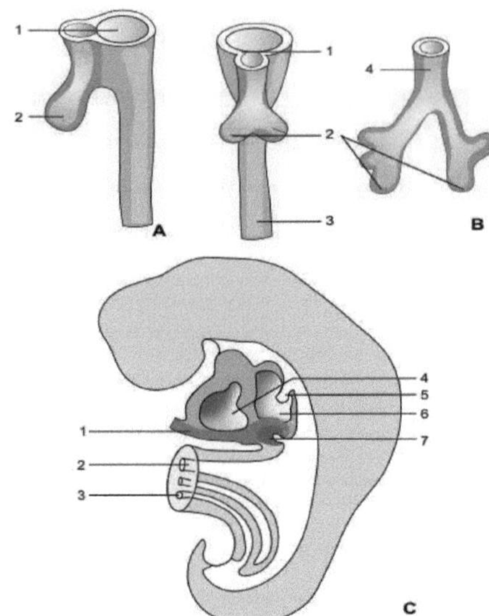

A. Intestino primário:
(Por volta da 6ª semana)
1. intestino anterior
2. Divertículo respiratório.

B. Septo esotraqueal e primeiras divisões brônquicas :
1. Septo esotraqueal
2. Botões brônquicos
3. Esófago
4. Traqueia.

C. Vista esquemática da cavidade torácica :
(Por volta da 5ª semana)
1. Septo transversal
2. Ducto vitelino
3. Alantoide
4. Cavidade pericárdica
5. Botão traqueal
6. Cavidade pleural
7. Botão hepático

Desenvolvimento de botões pulmonares(3)

As principais fases de desenvolvimento dos pulmões (3)

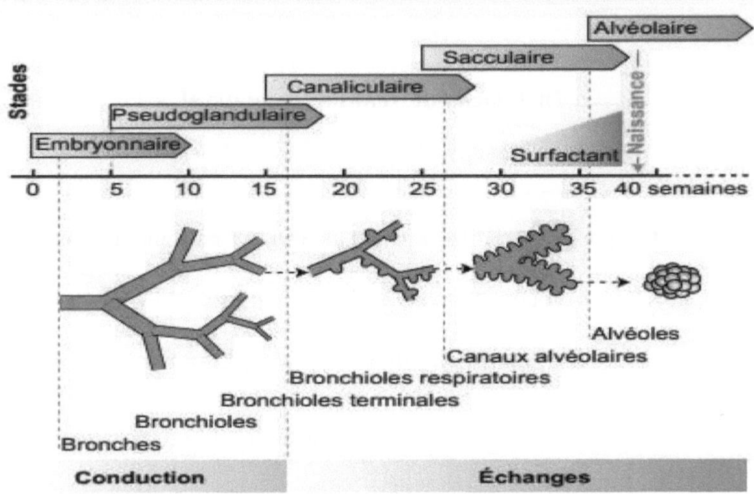

I.1.2 Características específicas do crescimento pós-natal

a. Crescimento dos alvéolos

Após os 2 a 4 anos de idade, os alvéolos aumentam de tamanho até o tórax parar de crescer. O volume do pulmão aumenta 20 vezes entre o nascimento e a idade adulta.

b. Crescimento dos brônquios

Os brônquios sofrem alterações pós-natais à medida que o corpo cresce, com um aumento do seu calibre e comprimento. Pensa-se que a cartilagem brônquica se desenvolve até aos 2 anos.

c. Instalação de ventilação colateral

Os poros de Kohn aparecem após o nascimento, os ductos de Lambert por volta dos 8 anos de idade.

d. Crescimento da circulação pulmonar

A estrutura das paredes da artéria pulmonar altera-se: a sua espessura diminui para metade entre o nascimento e a idade de 6 meses a 2 anos, e a musculação progride para as vias aéreas distais ao longo do tempo.

I.1.3 Factores fisiológicos no desenvolvimento pulmonar

a. Líquido pulmonar fetal

Trabalhos experimentais demonstraram a existência de um líquido pulmonar limpo segregado pelo epitélio pulmonar, contido no lúmen dos brônquios e evacuado através da traqueia, quer por descarga no líquido amniótico, quer por deglutição.

Pensa-se que esta secreção está ligada a transferências activas de iões de cloro através do epitélio pulmonar e é influenciada por factores endócrinos, hipoxia e movimentos respiratórios fetais.

b. Movimentos respiratórios fetais :

A partir do primeiro trimestre, estes movimentos torácicos provocam deslocações do líquido pulmonar na traqueia (induzindo variações de pressão nos espaços aéreos), e devem-se essencialmente à ação do diafragma e de outros músculos respiratórios. O seu papel no desenvolvimento do pulmão fetal é certo. São de grande importância, uma vez que a secção dos nervos frénicos nos animais conduz à hipoplasia pulmonar.(4)

c. Volume de expansão pulmonar :

Para se desenvolverem, os pulmões necessitam de espaço intratorácico (e indiretamente intrauterino) suficiente. A hipoplasia pulmonar observada na hidropisia grave comprova este facto. Além disso, qualquer compressão torácica ou abdominal fetal interfere com a depuração diafragmática e, portanto, com os movimentos respiratórios fetais, o que agrava a anomalia de desenvolvimento do pulmão fetal.

d. Pressões pulmonares :

O equilíbrio entre as pressões e os volumes no interior dos espaços aéreos é essencial para o desenvolvimento correto dos pulmões. Um aumento da pressão intraluminal leva a uma redução da secreção de líquido intrapulmonar.

e. Maturação bioquímica do pulmão :

Trata-se da aquisição, pelas células epiteliais, da capacidade de segregar surfactante pulmonar. O surfactante regula a homeostase alveolar e evita o colapso dos alvéolos.(5).

I.2 Mecanismos que regulam o desenvolvimento traqueobroncopulmonar :

O ambiente físico do pulmão desempenha um papel importante em todas as fases do seu desenvolvimento.

I.2.1 Controlo genético :

Vários genes de desenvolvimento estão envolvidos na morfogénese pulmonar. Por exemplo, NKX2.1, HNF-3b e GATA desempenham um papel importante na individualização do contorno da traqueia. Lefty-1 é importante para a aquisição da assimetria pulmonar. Outros genes são igualmente importantes: bmp4 e FGF-10 nos ramos brônquicos, Shh na separação traqueo-esofágica, factores da família do fator de crescimento transformador [TGF]: a invalidação do gene TGF-b3 está associada à paragem do desenvolvimento pulmonar na fase pseudo-glandular; o fator de crescimento derivado das plaquetas, cuja invalidação é responsável pela paragem tardia do desenvolvimento na fase de alveolização.

I.2.2 A matriz extracelular :

Muitos componentes da matriz extracelular (colagénio, lamininas, proteoglicanos, fibronectinas) desempenham um papel essencial na morfogénese pulmonar. Estas moléculas reconhecem receptores membranares denominados integrinas. A invalidação do gene que codifica uma das subunidades da integrina 3 suprime a ligação à laminina 5 e interrompe o processo de ramificação.

I.2.3 Células endoteliais :

Recentes avanços na biologia vascular têm destacado a importância da célula endotelial no desenvolvimento e regulação vasomotora da circulação pulmonar. A regulação do tónus vasomotor pulmonar no período perinatal resulta de um balanço entre mediadores vasodilatadores e vasoconstritores libertados pela célula endotelial. Dentre essas substâncias, o NO e a endotelina-1 (ET-1) desempenham um papel importante. A invalidação do gene NOS-3 em ratos induz hipertensão arterial pulmonar e aumento da vasoconstrição pulmonar em resposta à hipóxia. O seu papel na regulação fisiológica do tónus vasomotor pulmonar no feto não está bem estabelecido.

I.2.4 Interação entre o mesênquima e o epitélio :

Desde o período embrionário, o mesênquima desempenha um papel indutor fundamental nos processos de ramificação e diferenciação epitelial. O enxerto de mesênquima distal no epitélio traqueal induz a ramificação e a expressão de marcadores alveolares. O enxerto de mesênquima traqueal no epitélio distal inibe a ramificação e induz a expressão de um epitélio mucociliar.

I.3 Regulação hormonal da maturação pulmonar :

I.3.1 Glucocorticóides :

A aceleração fisiológica da maturação pulmonar nas últimas semanas do período sacular está associada a um aumento da produção de cortisol pelo córtex adrenal. Os glucocorticóides contribuem para a maturação normal do surfactante.

I.3.2 Hormonas da tiroide :

O efeito das hormonas da tiroide na maturação pulmonar está bem estabelecido experimentalmente. Os pulmões dos fetos de coelho tratados com tiroxina apresentam um melhor arejamento, um maior número de inclusões lamelares e uma maturação morfológica acelerada. As hormonas tiroideias aumentam os níveis de fosfolípidos do surfactante e têm um efeito significativo no crescimento dos pulmões, nomeadamente na formação dos septos.

I.3.3 Agonistas beta-adrenérgicos :

A adenosina monofósforo cíclica (AMP), os inibidores da fosfodiesterase e os agonistas beta-adrenérgicos aumentam a síntese e a secreção de fosfatidilcolina. O AMP cíclico é um ativador direto da transcrição do gene da proteína SP-A do surfactante.

I.4 Hipóteses fisiopatológicas :

I.4.1 Anomalia broncovascular :

A hipótese de uma anomalia broncovascular única na origem das malformações broncopulmonares, proposta por Clements e Warner, parece atraente (6). A causa seria uma lesão na extremidade da árvore brônquica, cuja etiologia é variável, sob a forma de traumatismo localizado, isquémia ou infeção. Além disso, não é apenas a natureza do ataque, mas sobretudo a data de início e a gravidade que determinam o aspeto morfológico da lesão. Por conseguinte, trata-se frequentemente de um espetro malformativo, como descrito por Achiron et al. (7)que vai de um pulmão normal vascularizado por vasos normais ou não normais a um pulmão anormal, ou seja, um pulmão displásico vascularizado por vasos normais ou não normais.

I.4.2 Anomalia da proliferação celular(8)

Cass et al propuseram a hipótese de uma perturbação da proliferação celular; mostraram que, no MAKP, o índice de proliferação celular era duas vezes mais elevado do que no pulmão normal (fetal ou neonatal), enquanto o índice de apoptose era cinco vezes mais baixo, quanto mais extensa era a lesão. Estas anomalias na regulação da proliferação celular estão sob o controlo de múltiplos factores de crescimento, cujos mecanismos ainda não foram completamente elucidados.

I.4.3 Hipótese de obstrução :

O estudo histológico das malformações pulmonares levou Langston a propor a hipótese de uma sequência obstrutiva na origem destas malformações (9). Esta hipótese baseia-se em várias observações. Por um lado, a coexistência de várias malformações pulmonares num mesmo doente é regularmente descrita. Por outro lado, a presença de pequenos quistos, idênticos aos observados na MAKP, é também encontrada na atrésia brônquica e no sequestro extra-lobar. Estas observações sugerem, portanto, um mecanismo comum na origem dos processos malformativos. As dilatações quísticas podem ser secundárias a um obstáculo orgânico (estenose brônquica) ou funcional (peristaltismo anormal) nas vias respiratórias(9). Diferenças na aparência

estaria relacionada com a localização, o grau e o momento da obstrução das vias aéreas (10).

I.4.4 Anomalias do desenvolvimento pulmonar

A natureza localizada das malformações pulmonares, a normalidade do pulmão a montante e a jusante e a expressão persistente nestas malformações de marcadores do desenvolvimento pulmonar precoce, como o fator de transcrição da tiroide-1 (TTF-1) ou o Hox b5, sugerem a hipótese de uma anomalia localizada e transitória do desenvolvimento pulmonar, que ocorre durante as fases pseudo-glandular (6 a 16 SA) ou canalicular (17 a 26 SA)(11,12).

O desenvolvimento pulmonar é o resultado de interacções recíprocas permanentes entre os componentes epiteliais e mesenquimais do botão pulmonar. Estas interacções são mediadas por factores que são difusíveis entre estes dois compartimentos. A MAKP pode resultar de interacções anormais entre o epitélio e o mesênquima(13). De facto, é possível, in vitro e in vivo, induzir dilatações quísticas das vias aéreas através da sobreexpressão de factores envolvidos no desenvolvimento pulmonar, como o fator de crescimento dos fibroblastos 10 (FGF-10), o FGF-7 e o fator de crescimento transformador (TGF)-1(14)

I.4.5 Obstrução e anomalia de desenvolvimento

As hipóteses de obstrução e de desenvolvimento não são contraditórias. A experiência de Unbekandt et al. resume-as, mostrando que a expressão do FGF-10 pode ser induzida por um estímulo mecânico(15). A oclusão traqueal do pulmão fetal de rato em cultura provoca um aumento da pressão nas vias respiratórias e induz um aumento difuso da expressão do FGF-10. Por conseguinte, é provável que um aumento local da pressão nas vias aéreas seja capaz de induzir um aumento local da expressão de FGF-10. Isto induziria uma dilatação localizada da árvore aérea até que o nível de expressão do FGF-10 regressasse ao seu nível basal graças a mecanismos de retrocontrolo, permitindo a continuação do brotamento normal.

Outros sugerem uma hipótese que envolve o fator de crescimento dos fibroblastos (FGF)10 na origem das malformações quísticas congénitas do pulmão. Uma anomalia inicial no FGF-10 actua sobre o tónus brônquico fetal e cria uma obstrução brônquica funcional, gerando um círculo vicioso de malformações. No entanto, o modo de entrada neste círculo permanece desconhecido(16).

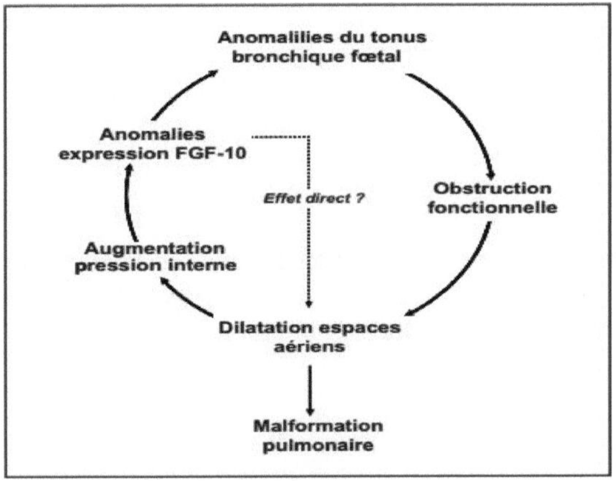

Hipótese patogénica segundo HADCHOUEL(16)

II. Epidemiologia

II.1 Frequência

As malformações broncopulmonares congénitas (MPC) são raras e a sua frequência global é difícil de determinar, uma vez que podem permanecer assintomáticas e não serem reconhecidas.(1). Na literatura, foi registada uma incidência anual de 30-42 casos por 100 000 habitantes (16,17).

De acordo com a literatura, as MPB mais comuns são as malformações adenomatóides quísticas (MAAC), o enfisema lobar gigante (ELG), o sequestro pulmonar (SP) e os quistos broncogénicos (CB).(1).

II.2 Género

A distribuição por género variou de uma série para outra. Não foi registada qualquer predominância de um género sobre o outro.

III. Clínica

III.1 Período neonatal

Numa minoria de casos, a CEC pode levar a complicações respiratórias graves à nascença, exigindo ventilação mecânica e intervenção cirúrgica imediata. A avaliação pré-natal do risco de sofrimento respiratório neonatal é essencial para ajudar a decidir onde as mães devem nascer. Os estudos disponíveis sobre este assunto são frequentemente limitados por uma definição imprecisa dos sintomas respiratórios neonatais, pela sua natureza retrospetiva e monocêntrica, ou pelo pequeno número de pacientes. ®Os dados mais exactos provêm da base de dados francesa desenvolvida pelo centro de referência para as doenças respiratórias raras em crianças (RespiRare). Este estudo mostra que 25% das crianças com um diagnóstico pré-natal de CEC apresentavam sintomas respiratórios ao nascimento, 13% necessitavam de administração de oxigénio e 11% necessitavam de assistência respiratória. Os principais preditores de dificuldade respiratória neonatal foram os sinais de compressão pré-natal e, sobretudo, uma relação volume malformado/perímetro cefálico (CVR) superior a 0,84. No entanto, este estudo apresenta limitações que impedem a aplicação rotineira destes marcadores: inclusão pós-natal não exaustiva das crianças, registo retrospetivo dos dados pré-natais. O estudo prospetivo MALFPULM, atualmente em curso, ajudará a evitar o viés de recrutamento e a obter parâmetros pré-natais completos e reprodutíveis. O estudo MALFPULM é o primeiro estudo prospetivo abrangente desta doença. Será a maior coorte alguma vez publicada de crianças com CPM. Este estudo é possível graças à motivação de todos os intervenientes no acompanhamento destas malformações: obstetras dos CPDPN, cirurgiões pediátricos e respirologistas pediátricos. Fornece uma descrição completa da história natural destas malformações, desde a sua descoberta no útero, o que limita os enviesamentos induzidos por um recrutamento puramente pós-natal.

Os seus resultados terão um impacto direto na saúde pública, através da validação de um modelo de prognóstico que proporcionará uma melhor orientação para os cuidados a prestar às mulheres cujos fetos são afectados pela SCD e, em particular, para ajudar a decidir onde estas mães devem dar à luz.

É também uma oportunidade única para recolher prospectivamente tecido de malformação de ressecções cirúrgicas e para avaliar pela primeira vez, numa coorte grande e perfeitamente fenotipada, a verdadeira frequência de mutações K-ras oncogénicas nas células epiteliais que revestem os quistos de malformação.

Em pouco mais de um ano, já foram incluídas 150 crianças. Este número confirma simplesmente a motivação das equipas e o interesse deste estudo, ao mesmo tempo que sublinha mais uma vez as limitações da coorte Respirare, que recolheu apenas 85 crianças ao longo de 3 anos.

III.2 Complicações após o parto

Na maioria das crianças nascidas com CEC, não são observadas complicações respiratórias ao nascimento, ou mesmo durante os primeiros anos de vida. Existe um debate sobre a necessidade de cirurgia electiva nestas crianças assintomáticas. Numa coorte britânica, a infeção é rara nos primeiros cinco anos. Os dados franceses da Respirare confirmam o carácter excecional da infeção nos dois primeiros anos, mas salientam um risco elevado de sibilância, que persiste após a cirurgia. A hipótese de uma hiperresponsividade brônquica associada à malformação foi avançada (Delestrain et al, submetido). A remoção sistemática destas malformações justificar-se-ia sobretudo pela prevenção da sua potencial transformação maligna. Nos últimos 20 anos, foram registados mais de 20 casos que associam a MAKP e o carcinoma bronquíolo-alveolar (BAC), desde os 8 anos de idade. Ilhas intracísticas de células mucosas, com mutações no códon 12 do gene KRAS, foram descritas em MAKP tipo 1, tornando essas lesões potenciais precursoras de BAC. No entanto, está longe de ser certo que qualquer MAKP de tipo 1 seja uma lesão pré-cancerosa. As ilhas mucinosas são inconstantes, identificadas em 26% a 50% das MAKP de tipo 1, e a presença de mutações KRAS não foi confirmada noutra série de 34 MPC.

IV. Malformações pulmonares císticas adenomatóides (MPCA) ou malformações congénitas das vias respiratórias pulmonares

As MCPAP caracterizam-se por um tecido pulmonar anormal (uma massa hamartomatosa de tecido pulmonar desorganizado que evolui para uma massa mais ou menos cística) associado a uma paragem localizada da maturação da árvore brônquica. Em 2002, Stocker propôs a utilização do termo Malformações Congénitas das Vias Aéreas Pulmonares (MCPA) e descreveu 5 tipos em função do local de envolvimento das vias aéreas: tipo 0 (traqueobrônquica, incompatível com a vida), tipo 1 (brônquios ou bronquíolos), tipo 2 (bronquíolos), tipo 3 (bronquíolos ou canais alveolares), tipo 4 (acinar, a mais distal). A doença afecta mais frequentemente um único lobo, mas também existem formas bi-lobares e até bilaterais. Todos os lobos podem ser afectados, mas a lesão é mais frequentemente encontrada nos lobos inferiores. A sequestração é uma associação frequente, registada em cerca de 25% dos casos (formas híbridas). Alguns autores referem malformações urinárias, digestivas e cardíacas associadas, mais frequentes no tipo 2. A literatura recente mostra que a MAKP raramente está associada a malformações extra-torácicas.

IV.1 Clínica :

No período neonatal, o quadro clínico mais frequente é a presença de sinais respiratórios que vão desde a polipneia à dificuldade respiratória, mas a maioria dos doentes é assintomática durante este período. Foram registados casos de pneumotórax neonatal. Após o período neonatal, o modo mais frequente de revelação são as infecções pulmonares repetidas que podem levar a abcessos pulmonares.

IV.2 Imagiologia :

Atualmente, o diagnóstico de MAKP baseia-se em imagens pré-natais e os diagnósticos pós-natais tornaram-se excepcionais. A imagiologia pré-natal sugere o diagnóstico na presença de múltiplas imagens quísticas intrapulmonares sem anomalia da cúpula diafragmática, ou na presença de uma lesão hiperecogénica na ecografia e de uma lesão com hipersinal T2 na RM, sem vascularização sistémica visível no interior da lesão. A avaliação pré-natal é utilizada para determinar a extensão da lesão e para avaliar o prognóstico. As lesões grandes causam compressão mediastinal, que pode ser complicada por hidrâmnios ou hidropisia. O aparecimento de hidropisia é um fator de mau prognóstico com um elevado risco de morte. Na ausência de hidropisia, mas quando o desvio do mediastino é significativo e persiste no final da gravidez, o risco de angústia respiratória neonatal é elevado, exigindo tratamento ao nascimento num ambiente especializado. O risco de hipoplasia pulmonar na MAKP é raro na ausência de complicações ou malformações associadas, apesar das grandes lesões observadas durante o segundo trimestre de gravidez. Este facto pode ser explicado pela evolução natural da MAKP, que frequentemente diminui de tamanho durante o terceiro trimestre. Foram descritos alguns casos de regressão pré-natal. Na nossa experiência, a radiografia pós-natal é normal, mas a TAC revela frequentemente lesões pequenas.

No período pós-natal, existem vários aspectos radiológicos:

- Condensação pulmonar homogénea sem uma imagem cística detetável. Este aspeto é mais frequentemente observado no tipo 3 ou no período neonatal imediato, antes de os quistos arejarem.

- Múltiplas imagens císticas de tamanho variável, com paredes finas.

- Associação de imagens císticas e áreas de condensação pulmonar. Este é o aspeto radiológico mais comum.

- Imagem cística única.

Independentemente do aspeto radiológico, pode ocorrer um desvio do mediastino do lado oposto à lesão. No caso de complicações infecciosas, surgem níveis de água-ar no interior das cavidades quísticas e a parede do quisto torna-se espessa. A radiografia do tórax subestima as lesões, sendo a tomografia computorizada o exame de referência. A TC confirma o diagnóstico ao mostrar a presença de quistos de paredes finas. Fornece pormenores sobre a extensão das lesões. Procura complicações: níveis aquosos intra-císticos, paredes espessas dos quistos, zonas de consolidação, problemas ventilatórios. Por fim, procura o sequestro, que está frequentemente associado.

Na ausência de uma história conhecida de malformação, as formas complicadas de MAKP são difíceis de diferenciar, no período agudo, da pneumonia infecciosa. No período neonatal, a presença de lesões quísticas intra-torácicas deve excluir o diagnóstico de hérnia diafragmática. A ecografia, neste contexto, é essencial para verificar a posição das vísceras abdominais e procurar um defeito diafragmático. A evolução a longo prazo é sempre marcada por complicações. As complicações infecciosas são as mais frequentes. O desconforto respiratório devido ao aumento do quisto é menos frequente. Por fim, existem casos de

Foram descritos casos excepcionais de degenerescência. O MAKP é tratado cirurgicamente. A excisão total é essencial para evitar a recorrência, mas deve ser parcimoniosa, o que exige uma avaliação precisa e precoce da extensão, uma vez que o aumento do volume do quisto pode sobrestimar o volume da lesão. A cirurgia é efectuada com urgência se a dificuldade respiratória for ameaçadora. Na ausência de sintomas, a maioria das equipas recomenda a cirurgia por volta dos 5 a 6 meses de idade, a fim de limitar o risco anestésico, restringir a ressecção às áreas patológicas antes de quaisquer complicações infecciosas e melhorar o prognóstico da função pulmonar, uma vez que o crescimento alveolar nesta idade ainda é significativo, permitindo a compensação das áreas operadas.

V. Sequestro pulmonar

As sequestros caracterizam-se por um território pulmonar anormal que perdeu as suas ligações normais com a árvore brônquica e cuja vascularização arterial é de tipo sistémico. A artéria que vasculariza a malformação provém da aorta ou de um dos seus ramos. Classicamente, são descritos dois tipos de sequestro: o sequestro intra-lobar (SIL) e o sequestro extra-lobar (ELS). No SIL, a malformação é uma parte integrante do parênquima pulmonar saudável, com o retorno venoso a ocorrer dentro do sistema pulmonar. Na SEL, a malformação está rodeada por uma pleura limpa e a drenagem venosa é efectuada através da veia cava ou ázigos. A SIL é o tipo mais comum. Excecionalmente, são descritas sequestrações atípicas, associando anomalias complexas; em particular, o território sequestrado pode comunicar com o esófago através de um verdadeiro brônquio esofágico. A sequestração congénita ocorre quase exclusivamente nos lobos inferiores. O SEL pode ser subdiafragmático. Existem formas bilaterais. Um aspeto importante que já salientámos é a associação frequente de sequestros com MAKP (CPAM), como demonstrado por estudos anatomopatológicos de peças cirúrgicas.

V.1 Clínica :

À nascença, as sequestrações são geralmente assintomáticas, exceto nos casos de malformações associadas, sobretudo cardíacas. Foram registados casos de insuficiência cardíaca ou hipertensão arterial pulmonar em casos de shunting vascular significativo. Em bebés e crianças, a SEL é mais frequentemente descoberta por acaso, enquanto a SIL é revelada por pneumopatia persistente ou pneumopatia recorrente. Foram registados casos de hemoptise em crianças mais velhas e adultos.

V.2 Imagiologia :

O diagnóstico é muitas vezes feito no período pré-natal na presença de uma lesão hiperecóica na ecografia com visualização de um pedículo arterial sistémico anormal na ecografia ou na ressonância magnética.

As radiografias de tórax pós-natais mostram :

- no caso do SEL, uma opacidade homogénea que coloca o problema de uma massa na ausência de uma malformação conhecida,

- no caso da SIL, condensação pulmonar ou uma opacidade heterogénea com contornos mal definidos, sugestiva de um foco de pneumopatia que não desaparece apesar de um tratamento médico bem administrado.

Quando o diagnóstico foi efectuado no período pré-natal, a radiografia do tórax pode ser normal à nascença, mas este facto não deve excluir o diagnóstico se a lesão tiver existido no útero.

Na TAC, as sequestrações aparecem classicamente como uma massa no caso do SEL ou como uma área de condensação pulmonar com zonas arejadas no caso do SIL. Algumas LTS podem ser arejadas se comunicarem com o esófago. Alguns SIL apresentam um aspeto subnormal do parênquima pulmonar ou um aspeto hiperiluminado. A presença de imagens quísticas deve sugerir uma forma híbrida.

Em todos os casos, o diagnóstico baseia-se na identificação do pedículo vascular sistémico anormal.

A ecografia e o Doppler podem ser facilmente utilizados para visualizar este vaso anómalo quando este provém da aorta abdominal ou de um dos seus ramos. Quando o vaso se origina da aorta torácica, é utilizada uma TAC com injeção de meio de contraste para visualizar o pedículo arterial e estudar o retorno venoso. A TAC deve explorar todo o tórax e a parte superior da cavidade abdominal, até ao nível do tronco celíaco, que pode dar origem ao pedículo arterial anómalo. A RM visualiza o pedículo vascular, mas a TC deve ser preferida à RM porque a TC pode ser utilizada para procurar MAKP ou outras malformações associadas.

O manejo terapêutico das sequestros pulmonares não é inequívoco na literatura, tendo sido relatados casos de regressão completa. No entanto, estas malformações podem tornar-se superinfectadas e, sobretudo, podem estar associadas a uma MAKP na anatomia patológica, o que, segundo alguns autores, justifica a sua remoção. O princípio é a realização de uma ligadura seccional do vaso sistémico anormal, associada à excisão do território parenquimatoso. Alguns autores sugerem a embolização da artéria sistémica.

VI. Quistos broncogénicos

Os quistos broncogénicos são massas císticas congénitas do mediastino ou, mais raramente, massas císticas intrapulmonares. Resultam de um defeito na organização do trato traqueobrônquico e, por conseguinte, desenvolvem-se em contacto com a traqueia, os brônquios ou o intestino (o eixo traqueobrônquico desenvolve-se a partir do intestino primitivo). O conteúdo dos quistos pode ser fluido ou mucoide.

Na anatomia patológica, o quisto é revestido por epitélio do tipo respiratório, o que permite diferenciá-lo de uma duplicação quística do esófago. No entanto, por vezes é difícil diferenciar estas duas entidades, mesmo na histologia.

VI.1 Clínica :

Os quistos broncogénicos podem ser assintomáticos ou revelados por uma variedade de sinais respiratórios que vão desde a tosse à dificuldade respiratória. Os sinais clínicos dependem da localização do quisto, do seu tamanho e do facto de comunicar ou não com a árvore brônquica.

VI.2 Imagiologia :

Atualmente, o diagnóstico é feito in utero, mas alguns quistos são descobertos pós-natalmente. A aparência mais comum é a de uma massa única e arredondada com margens limpas que aparece como uma opacidade redonda numa radiografia do tórax. A ecografia, quando o quisto é acessível, pode confirmar a natureza fluida da lesão. A tomografia computorizada mostra uma lesão hipodensa, que pode ser mais densa se o conteúdo do quisto for mucoide. A injeção de contraste não mostra realce. Na ressonância magnética, os quistos broncogénicos apresentam um hipersinal em T2 e um sinal variável em T1. A existência de uma comunicação com a árvore brônquica, congénita ou, mais frequentemente, adquirida após uma superinfeção, leva ao aparecimento de um nível hidroaéreo que, na ausência de um contexto clínico, leva ao diagnóstico de abcesso. Mais raramente, o aspeto é o de um quisto aéreo que pode tornar-se compressivo através de um mecanismo de "válvula de retenção". A parede de um quisto pode calcificar-se durante as complicações inflamatórias.

É importante notar que os quistos broncogénicos não estão associados a malformações vertebrais, o que contrasta com os quistos neuro-entéricos.

VI.3 Formas topográficas

Os quistos paratraqueais direitos são os mais comuns. São muitas vezes assintomáticos, descobertos por acaso. Estes quistos podem estender-se posteriormente ou mesmo intertraqueo-esofágico.

Devido à sua localização e tamanho, os quistos subcarinais ou hilares podem causar compressão brônquica, levando a enfisema obstrutivo ou, mais raramente, atelectasia. Os quistos subcarinais pequenos são difíceis de diagnosticar, devendo a radiografia de tórax mostrar uma abertura na carina com horizontalização dos tubos brônquicos. Os quistos retrocardíacos do mediastino inferior são frequentemente assintomáticos. A sua relação e estreita ligação com o esófago explica a possibilidade de sintomas esofágicos. Os quistos broncogénicos intraparenquimatosos podem ser encontrados em qualquer lobo e apresentam-se como nódulos pulmonares solitários. Na ausência de complicações, são assintomáticos.

Dado o risco de infeção, o tratamento cirúrgico é sempre considerado e a avaliação pré-operatória deve incluir uma tomografia computorizada em vez de uma ressonância magnética para verificar se existem complicações pulmonares e malformações associadas.

VII. Enfisema lobar gigante (GLE)

Esta malformação pulmonar caracteriza-se pela distensão de um lobo, de vários lobos ou de um segmento pulmonar. Classicamente, a ELG afecta preferencialmente o lobo superior esquerdo, o lobo médio e o lobo superior direito. A localização nos lobos inferiores é mais raramente descrita.

Anatomopatologicamente, foram descritas duas formas: tipo I, a mais comum, e tipo II. Em todos os casos, não há destruição do parênquima pulmonar e o termo enfisema é enganador. No tipo I, o pulmão distendido tem uma arquitetura pulmonar normal, a contagem alveolar radial é normal para a idade, mas o tamanho dos alvéolos e dos colares alveolares é 3 a 10 vezes superior ao normal. Em algumas áreas, pode haver uma rutura das divisórias inter-alveolares. No tipo II, também conhecido como pulmão poli-alveolar, a distensão é mais modesta, o tamanho, mas sobretudo o número de alvéolos está aumentado, com uma contagem alveolar radial superior a +2DS para a idade.

Em quase metade dos casos, não é encontrada qualquer etiologia. Nos outros casos, é necessário procurar estenose brônquica congénita ou anomalias da cartilagem brônquica.

VII.1 Clínica :

É comum ler-se que o diagnóstico é feito no período neonatal ou nos primeiros meses de vida na presença de sinais respiratórios que vão desde a polipneia à dificuldade respiratória. O diagnóstico pré-natal, o desenvolvimento de técnicas de imagem e o acompanhamento da evolução da ELG modificaram estes dados clínicos, e a literatura recente mostra que os sintomas podem ser retardados ou que a ELG pode não ter tradução clínica.

VII.2 Imagiologia :

O diagnóstico pode ser feito no período pré-natal na presença de uma lesão hiperecóica na ecografia e de uma lesão com hipersinal T2 na RM. Se forem encontrados vasos arteriais pulmonares normais no interior da lesão, o diagnóstico de obstrução brônquica pode ser feito in utero. O risco de dificuldades respiratórias neonatais é ainda maior se a lesão for grande e responsável por um desvio do mediastino nos exames efectuados no final da gravidez.

Nas horas seguintes ao nascimento, a ELG aparece na radiografia padrão como uma opacidade lobar. A opacidade é devida à persistência de líquido pulmonar não absorvido no interior da lesão. A tomografia computorizada mostra imagens em vidro despolido associadas ao espessamento dos septos interlobulares, associado à reabsorção do líquido alveolar pelos canais linfáticos. A ecografia mostrou um pulmão ecogénico, com vascularização harmoniosa de tipo pulmonar ao Doppler.

A aparência pós-natal caraterística é a de enfisema obstrutivo. Uma radiografia frontal do pulmão mostra um lóbulo hiperiluminado e distendido com colapso do mediastino do lado oposto. Quando a distensão é grave, a radiografia mostra um pulmão grande e hiperclaro com colapso do mediastino contralateral e atelectasia dos lobos adjacentes. O filme expiratório confirma a existência de aprisionamento no(s) lobo(s) afetado(s).

A tomografia computorizada confirma o diagnóstico, mostrando um lobo distendido, hiperclaro e com rarefação vascular. Os cortes de expiração e as reconstruções multiplanares podem ser utilizados para procurar estenoses brônquicas ou broncomalácia, que são mais fáceis de diagnosticar por via endoscópica. A tomografia computorizada desempenha um papel fundamental na exclusão do enfisema obstrutivo secundário à compressão extrínseca do brônquio por uma massa mediastínica, um vaso anormal ou, mais excecionalmente, secundário a uma lesão brônquica endoluminal. Nos lactentes, a principal causa de enfisema obstrutivo é um corpo estranho brônquico. Em geral, o contexto clínico é sugestivo e o diagnóstico é feito com base na noção de síndroma de penetração com início súbito de dispneia.

Quando o diagnóstico é feito no período pré-natal, a radiografia do tórax pode ser normal e a tomografia computorizada pode mostrar apenas uma lesão pequena, localizada e hiperclárica. Na nossa experiência, a maioria das lesões hiperecogénicas observadas no período pré-natal e que regridem no período pós-natal correspondem a enfisema localizado segmentar ou a atrésia brônquica, cuja natureza exacta é difícil de determinar porque estas crianças não são submetidas a cirurgia.

Se a criança for sintomática, é necessário tratamento cirúrgico com lobectomia. Se a criança for assintomática, considera-se uma simples monitorização, uma vez que alguns enfisemas lobares regridem. A cintigrafia pulmonar pode ajudar na gestão terapêutica, estudando o valor funcional do lobo afetado.

VIII. Atresia brônquica

Esta malformação pulmonar caracteriza-se pela interrupção completa de um brônquio. A jusante da atrésia, as estruturas pulmonares são normais e são ventiladas no período pós-natal por vias aéreas colaterais: os poros de Kohn e os ductos de Lambert. As secreções brônquicas acumulam-se progressivamente no fundo de saco pós-atrésico, que se enche progressivamente de líquido e produz uma broncocele. Todos os brônquios podem ser afectados.

Em anatomia patológica, é por vezes difícil confirmar o diagnóstico de atresia brônquica se não forem efectuadas secções longitudinais do brônquio patológico.

VIII.1 Clínica :

Nos recém-nascidos, esta malformação é assintomática. A ausência de sintomas pode persistir até à idade adulta e, na maioria das vezes, é descoberta incidentalmente em crianças.

VIII.2 Imagiologia

O diagnóstico pode ser efectuado no período pré-natal. A aparência é semelhante à observada no enfisema lobar gigante. A anomalia parenquimatosa é a consequência de uma obstrução brônquica, incompleta no enfisema lobar gigante e completa na atresia brônquica. No período pós-natal, o aspeto imagiológico caraterístico é a associação de um enfisema obstrutivo localizado no território patológico e uma opacidade para-hilar arredondada correspondente à broncocele. Nos bebés, a imagem de uma broncocele pode estar ausente ou ser pequena e não ser visível na radiografia do tórax. Nas horas seguintes ao nascimento, a lesão pode aparecer como uma opacidade parenquimatosa no território patológico devido à reabsorção tardia do líquido alveolar neste território, ou a radiografia pode ser normal se a lesão for muito localizada.

A tomografia computorizada é o exame mais eficaz para evidenciar a broncocele, visível como uma opacidade arredondada ou fusiforme, no interior da qual pode existir ar ou um nível hidroaéreo. O parênquima pulmonar em contacto com a broncocele é hiperclaro com rarefação vascular e os cortes expiratórios mostram a existência de aprisionamento expiratório. A endoscopia brônquica confirma o diagnóstico se a atresia for num brônquio lobar ou segmentar. A evolução a longo prazo é marcada pelo aparecimento de sinais respiratórios e episódios de superinfeção. O facto de esta malformação ser habitualmente assintomática nas crianças levanta o problema do tratamento. Alguns autores recomendam uma simples vigilância, enquanto outros recomendam a remoção cirúrgica para evitar complicações a longo prazo.

IX. Agenesia e atresia da traqueia

Faz parte da síndrome CHAOS (Síndrome de Obstrução Congénita das Vias Aéreas Altas). Trata-se de uma malformação rara, frequentemente fatal. Na agenesia, a traqueia está completamente ausente, enquanto na atresia, a traqueia está parcialmente presente mas não é permeável. Em todos os casos, existe uma interrupção entre a traqueia e os brônquios, responsável, durante a vida fetal, pela retenção de líquido pulmonar a jusante do obstáculo. O diagnóstico deve ser efectuado in utero com base em dados imagiológicos. A ecografia mostra dois grandes pulmões hiperecóicos no interior dos quais podem existir imagens quísticas associadas a brônquios dilatados cheios de líquido pulmonar. A distensão dos pulmões causa eversão do diafragma e compressão do mediastino, e a ascite está frequentemente associada. A compressão cardíaca e a diminuição do retorno venoso são responsáveis pela anasarca. A ressonância magnética confirma os achados ultra-sonográficos. Os pulmões são grandes, com um hipersinal T2 homogéneo, e os brônquios dilatados são visíveis como imagens fluidas. A RM confirma o diagnóstico ao mostrar uma interrupção da traqueia, que normalmente é sempre visualizada em todo o seu comprimento, com um hipersinal T2 líquido. São frequentes as malformações cardiovasculares, gastrointestinais e genitourinárias associadas. A gravidade desta malformação leva geralmente à interrupção da gravidez. Na literatura anglo-saxónica, alguns autores sugerem procedimentos cirúrgicos in utero ou procedimentos EXIT para o parto.

X. Agenesia e aplasia pulmonar

A agenesia ou aplasia pulmonar caracteriza-se pela ausência total de um pulmão, devido à paragem do desenvolvimento de um botão brônquico. No caso da aplasia pulmonar, permanece um brônquio-tronco rudimentar, sem tecido pulmonar ou vasos. A agenesia ou aplasia pulmonar pode ser isolada ou fazer parte de uma síndrome poli-malformativa que associa múltiplas lesões: ósseas, digestivas, cardíacas, urinárias ou do pulmão contralateral. Nas formas isoladas, o prognóstico da agenesia pulmonar do lado direito é pior do que o da agenesia pulmonar do lado esquerdo, porque na agenesia do lado direito há uma maior distorção dos grandes vasos do mediastino. Atualmente, o diagnóstico é feito no período pré-natal. A imagiologia pré-natal deve estudar cuidadosamente o pulmão contralateral. Para além das lesões associadas, a hipoplasia do pulmão único é um fator de mau prognóstico, pelo que é necessário calcular o volume pulmonar no período pré-natal. As formas pós-natais são frequentemente descobertas por acaso. As radiografias mostram um hemitórax escuro e retrátil com um pulmão contralateral grande que leva a um desvio do mediastino. No período pós-natal, o único diagnóstico diferencial é a atelectasia pulmonar, que deve ser investigada por ecografia. A tomografia computadorizada é usada para diferenciar entre agenesia e aplasia e para procurar malformações pulmonares associadas.

XI. Agenesia lobar, aplasia lobar, hipoplasia pulmonar

Estas malformações são todas caracterizadas por um pulmão pequeno. Dividem-se em dois grupos:

O grupo da agenesia, da aplasia lobar e o grupo da hipoplasia pulmonar. Recordamos duas noções embriológicas, já descritas em. Em primeiro lugar, o desenvolvimento dos vasos pulmonares é induzido pelo desenvolvimento do botão traqueobrônquico. Por conseguinte, a ausência completa de desenvolvimento de um botão brônquico lobar responsável pela agenesia lobar está sempre associada a uma ausência de desenvolvimento da vascularização pulmonar e do parênquima que dela depende. Em segundo lugar, a vasculatura pulmonar no embrião é inicialmente de tipo sistémico, depois, progressivamente, os vasos sistémicos regridem e a vasculatura pulmonar desenvolve-se. Consequentemente, a paragem do desenvolvimento de uma artéria ou veia pulmonar responsável pela hipoplasia pulmonar não resulta na paragem do desenvolvimento dos brônquios, mas sim num defeito do desenvolvimento pulmonar com persistência da vascularização sistémica. A agenesia e a aplasia lobar são equivalentes à lobectomia durante a vida fetal.

Na agenesia lobar, o brônquio lobar está completamente ausente; na aplasia lobar, existe um fundo de saco brônquico cego. A hipoplasia pulmonar caracteriza-se por uma redução do número de divisões brônquicas e por um defeito no desenvolvimento do parênquima pulmonar com uma redução do número de alvéolos. A hipoplasia pulmonar pode ser primária ou secundária a uma patologia associada.

As hipoplasias pulmonares secundárias são as mais comuns, tendo sido descritas muitas causas, incluindo hérnias diafragmáticas, distrofias ósseas torácicas, doenças cardíacas congénitas e malformações renais. A hipoplasia pulmonar primária é devida a um defeito no desenvolvimento dos vasos pulmonares: ausência de artéria pulmonar direita ou esquerda ou, mais excecionalmente, de veias pulmonares direita ou esquerda.

XI.1 Agenesia ou aplasia lobar

São mais frequentes à direita do que à esquerda e o lobo superior é o mais frequentemente afetado. Estão frequentemente associados a um retorno venoso pulmonar anómalo. Foram descritos vários retornos venosos pulmonares anómalos parciais, sendo a forma mais clássica a síndrome da cimitarra ou síndrome venolobar, na qual existe uma drenagem venosa anormal do pulmão direito para a veia cava inferior. O shunt esquerda-direita produzido pela anomalia venosa é variável e pode levar a sinais clínicos, especialmente se houver uma malformação cardíaca associada. Foram relatadas outras malformações: malformações esqueléticas, malformações broncopulmonares, artéria pulmonar esquerda retrotraqueal, diafragma acessório, sequestro com retorno venoso pulmonar anormal resultando na síndrome de Halasz.

Imagiologia :

O diagnóstico pré-natal destas malformações não foi descrito. No período pós-natal, a radiografia frontal do tórax mostra um pulmão pequeno. A redução do volume pulmonar resulta num deslocamento do mediastino em direção ao lado patológico, com elevação da cúpula diafragmática e relativo pinçamento dos espaços intercostais.

Descrevemos este pequeno pulmão como "desarmónico". O carácter "desarmónico" está ligado a um apagamento parcial do bordo do coração, por vezes associado a uma elevação da cúpula diafragmática, a uma banda retroesternal densa e a uma anomalia do retorno venoso. À esquerda, o carácter desarmonioso pode dever-se à presença de uma calote apical. A radiografia de perfil mostra a banda retroesternal densa. Esta banda densa é criada pela linha de tangência entre o bordo anterior do pulmão e o mediastino desviado. Esta banda densa nem sempre está presente, mas é caraterística de agenesia ou aplasia lobar. As anomalias do retorno venoso aparecem como uma opacidade vertical, linear ou serpentina atrás ou em contacto com o bordo do coração na radiografia frontal. A tomografia computorizada com reconstruções multiplanares e tridimensionais confirma o diagnóstico ao mostrar a ausência de um brônquio lobar superior. É utilizada para diferenciar entre agenesia e aplasia quando há um fundo de saco cego, e para procurar anomalias do retorno venoso pulmonar e outras malformações broncopulmonares. A angiografia só é realizada em casos de doença cardíaca associada ou na presença de sinais clínicos. Na prática, o único diagnóstico diferencial é a atelectasia.

XI.2 Hipoplasia pulmonar devida a um desenvolvimento defeituoso da vasculatura pulmonar.

Estas malformações podem estar associadas a doenças cardíacas.

A radiografia mostra um pulmão pequeno que descrevemos como um pulmão pequeno "harmonioso", o que significa que os bordos do coração são claros, a cúpula diafragmática é normal e não existe uma banda retroesternal densa no perfil.

A ausência unilateral da artéria pulmonar é sempre proximal, devido a agenesia ou atresia localizada. A anomalia é mais comum no lado esquerdo.

Clínica :

A ausência unilateral da artéria pulmonar pode ser assintomática ou revelada por sinais de hipertensão pulmonar ou, mais raramente, hemoptise. Uma complicação é digna de nota: o edema pulmonar de montanha. A meia altitude, estas crianças podem desenvolver um edema pulmonar, que desaparece rapidamente quando regressam às planícies. Por conseguinte, é aconselhável que estas crianças vivam nas planícies.

Imagiologia :

As radiografias mostram um pulmão pequeno e harmonioso, frequentemente hiperclear, mas sem aprisionamento expiratório. O hilo pulmonar é pequeno e existem opacidades reticulares associadas a vascularização sistémica persistente.

Em crianças mais velhas, podem ser observados entalhes costais devido ao desenvolvimento de circulação sistémica colateral. O arco aórtico está localizado à direita se não houver artéria pulmonar esquerda. Os exames aos pulmões mostram uma ausência de perfusão e uma ventilação normal no lado patológico. A tomografia computorizada ou a ressonância magnética podem confirmar o diagnóstico, mostrando a ausência de uma artéria pulmonar. A ausência unilateral de veias pulmonares é excecional. As radiografias mostram um pulmão pequeno e harmonioso, a presença de opacidades reticulares associadas a uma vascularização sistémica persistente e o enchimento do fundo de saco costo-diafragmático devido ao desenvolvimento de uma circulação venosa colateral subpleural. Tal como na ausência unilateral de artérias pulmonares, os exames pulmonares mostram uma ausência de perfusão e uma ventilação normal no lado patológico. A tomografia computorizada ou a ressonância magnética podem confirmar o diagnóstico, mostrando a ausência de uma veia pulmonar. A artéria pulmonar homolateral é pequena e circula retrogradamente.

XII. Brônquios traqueais

Os brônquios traqueais são definidos como brônquios que se originam diretamente da traqueia ou do brônquio tronco a montante do brônquio lobar superior. Os brônquios traqueais direitos são os mais comuns. Foram descritos dois tipos: os brônquios traqueais deslizantes, que são os mais comuns, e os brônquios traqueais supranumerários. Nos brônquios traqueais deslizantes, o brônquio lobar tem apenas duas divisões. Nos brônquios traqueais supranumerários, o brônquio lobar tem uma divisão normal.

Clinicamente, os brônquios traqueais são geralmente assintomáticos e são descobertos por acaso.

No entanto, podem estar associadas a tosse crónica ou a infecções pulmonares recorrentes.

O brônquio traqueal direito pode ser revelado pela condensação pulmonar segmentar do lobo superior direito.

No entanto, o modo mais frequente de revelação é uma descoberta acidental na tomografia computorizada.

Em casos excepcionais, o brônquio traqueal esquerdo pode desenvolver enfisema obstrutivo na zona que ventila, geralmente a zona apico-dorsal. O enfisema é secundário à estenose proximal do brônquio traqueal esquerdo em contacto com a artéria pulmonar esquerda.

Referências

1. k.Bousetta, N.Aloui-kasbi, Z.fitouri. malformations pulmonaires congénitales.Apport de l'imagerie. 17ª ed. 27 Abr 2004;

2 Masson E. Fisiologia do feto e do recém-nascido - adaptação à vida extra-uterina [Internet]. EM-Consulte. [citado 23 out 2022]. Disponível em: https://www.em-consulte.com/article/1173319/physiologie-du-fŒtus-et-du-nouveau-ne-adaptation-a

3 Masson E. Embryology [Internet]. EM-Consulte. [citado 23 out 2022]. Disponível em: https://www.em-consulte.com/article/252196/embryologie

4 Masson E. Bronchopulmonary malformations [Internet]. EM-Consulte. [citado 23 out 2022]. Disponível em: https://www.em-consulte.com/article/64845/malformations-bronchopulmonaires

5. Abdallah RB, Bouthour H, Hellal Y, Malek MRB, Gharbi Y, Kaabar N. Les Malformations Broncho-Pulmonaires : Aspects diagnostiques radiologiques et thérapeutiques. Tunis Med. 2013;91:4.

6 Clements BS, Warner JO. Sequestro pulmonar e malformações broncopulmonares-vasculares congénitas relacionadas: nomenclatura e classificação baseadas em considerações anatómicas e embriológicas. Thorax. junho de 1987;42(6):401-8.

7 Achiron R, Hegesh J, Yagel S. Lesões pulmonares fetais: um espetro de doença. Nova classificação baseada na patogênese, ultrassom bidimensional e Doppler colorido: Editorial. Ultrasound Obstet Gynecol. agosto de 2004;24(2):107-14.

8 Cass DL, Quinn TM, Yang EY, Liechty KW, Crombleholme TM, Flake AW, et al. Increased cell proliferation and decreased apoptosis characterize congenital cystic adenomatoid malformation of the lung. J Pediatr Surg. 1 de julho de 1998;33(7):1043-7.

9. Langston C. Novos conceitos na patologia das malformações pulmonares congénitas. Semin Pediatr Surg. 1 Feb 2003;12(1):17-37.

10. Lezmi G, Hadchouel A, Khen-Dunlop N, Vibhushan S, Benachi A, Delacourt C. Malformações adenomatóides císticas do pulmão: diagnóstico, gestão, hipóteses fisiopatológicas. Rev Pneumol Clin. 1 de agosto de 2013;69(4):190-7.

11. Morotti RA, Gutierrez MC, Askin F, Profitt SA, Wert SE, Whitsett JA, et al. Expressão do fator de transcrição da tiroide-1 na malformação adenomatóide quística congénita do pulmão. Pediatr Dev Pathol Off J Soc Pediatr Pathol Paediatr Pathol Soc. 2000;3(5):455-61.

12. Volpe MV, Pham L, Lessin M, Ralston SJ, Bhan I, Cutz E, et al. Expressão de Hoxb-5 durante o desenvolvimento do pulmão humano e em

malformações congénitas do pulmão. Birt Defects Res A Clin Mol Teratol. agosto de 2003;67(8):550-6.

13 Morrisey EE, Hogan BLM. Preparing for the first breath: genetic and cellular mechanisms in lung development. Dev Cell. 19 Jan 2010;18(1):8-23.

14 Simonet WS, DeRose ML, Bucay N, Nguyen HQ, Wert SE, Zhou L, et al. Malformação pulmonar em ratinhos transgénicos que expressam o fator de crescimento de queratinócitos humanos no pulmão. Proc Natl Acad Sci U S A. 19 de dezembro de 1995;92(26):12461-5.

15. M U, Pm del M, Fg S, S B, D W, V F. Tracheal oclusion increases the rate of epithelial branching of embryonic mouse lung via the FGF10-FGFR2b-Sprouty2 pathway. Mech Dev [Internet]. Abr 2008 [citado 28 Nov 2022];125(3-4). Disponível em: https://pubmed.ncbi.nlm.nih.gov/18082381/

16. Hadchouel-Duvergé A, Lezmi G, de Blic J, Delacourt C. [Malformações pulmonares congénitas: história natural e mecanismos fisiopatológicos]. Rev Mal Respir. Abr 2012;29(4):601-11.

17. Costa Júnior A da S, Perfeito JAJ, Forte V. Tratamento cirúrgico de 60 pacientes com malformações pulmonares: o que aprendemos? J Bras Pneumol Publicacao Of Soc Bras Pneumol E Tisilogia. set 2008;34(9):661-6.

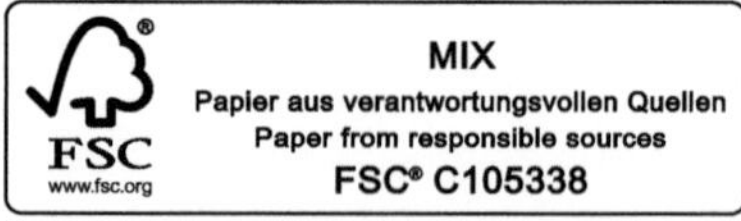

Printed by Books on Demand GmbH, Norderstedt / Germany